校园流感防控技术实操指引

主　编　马　军
副主编　吴双胜　董彦会

北京大学医学出版社

XIAOYUAN LIUGAN FANGKONG JISHU SHICAO ZHIYIN

图书在版编目（CIP）数据

校园流感防控技术实操指引 / 马军主编．-- 北京：北京大学医学出版社，2024. 9. -- ISBN 978-7-5659-3232-8

Ⅰ. R511.7-49

中国国家版本馆 CIP 数据核字第 202461HU92 号

校园流感防控技术实操指引

主　　编： 马　军
出版发行： 北京大学医学出版社
地　　址：（100191）北京市海淀区学院路 38 号　北京大学医学部院内
电　　话： 发行部 010-82802230；图书邮购 010-82802495
网　　址： http://www.pumpress.com.cn
E-mail： booksale@bjmu.edu.cn
印　　刷： 北京溢漾印刷有限公司
经　　销： 新华书店
责任编辑： 董采萱　　**责任校对：** 靳新强　　**责任印制：** 李　啸
开　　本： 880 mm×1230 mm　1/32　　**印张：** 2.25　　**字数：** 58 千字
版　　次： 2024 年 9 月第 1 版　2024 年 9 月第 1 次印刷
书　　号： ISBN 978-7-5659-3232-8
定　　价： 15.00 元

编者名单

主　编

马　军　　北京大学儿童青少年卫生研究所

副主编

吴双胜　　北京市疾病预防控制中心

董彦会　　北京大学儿童青少年卫生研究所

编　委（按姓名汉语拼音排序）

陈　健　　上海市疾病预防控制中心

陈曼曼　　北京协和医学院

程　洪　　北京市第一六六中学附属校尉胡同小学

冯录召　　北京协和医学院

高爱钰　　北京市东城区青少年健康中心

果立坡　　北京市昌平区中小学卫生健康教育中心

胡翼飞　　首都医科大学

罗垲炜　　湖南省疾病预防控制中心

马春娜　　北京市疾病预防控制中心

马佳鑫　　北京市疾病预防控制中心

彭质斌　　中国疾病预防控制中心

宋　逸　　北京大学儿童青少年卫生研究所

苏健婷　　北京市疾病预防控制中心

王大燕　　中国疾病预防控制中心

王丽萍　　中国疾病预防控制中心

王西婕　　清华大学

王政和　　南方医科大学
谢　旭　　深圳市疾病预防控制中心
阳益德　　湖南师范大学
曾　玫　　复旦大学附属儿科医院
张凤云　　上海市疾病预防控制中心
张姣姣　　北京市疾病预防控制中心
张　晶　　北京市东直门中学
张秀红　　内蒙古自治区疾病预防控制中心（内蒙古自治区预防医学科学院）
赵荷艳　　北京市昌平区中小学卫生健康教育中心

前　言

流行性感冒（以下简称流感）是由流感病毒引起的一种急性呼吸道传染病。流感不是普通感冒。相对于普通感冒，流感患者发热时体温更高，病程持续时间更长，全身症状更重，严重的患者可能出现肺炎、神经系统损伤、心肌损伤、肌炎和横纹肌溶解、休克等严重并发症，甚至死亡。流感在全球每年可导致300万～500万重症病例和29万～65万呼吸道疾病相关死亡，严重危害人类健康。

儿童是流感防控的重点人群，其流感罹患率高于成年人。每年儿童流感罹患率约为20%～30%，在某些高流行季节，儿童罹患率可高达50%；且5岁以下儿童感染流感病毒后出现重症和住院的风险较高。学校及托幼机构人群密集且交叉接触，是流感防控的重点场所。我国每年报告的流感暴发疫情中，90%以上发生在学校及托幼机构，且校园流感疫情暴发往往早于并加剧社区传播。

与此同时，新型冠状（新冠）病毒将与人类长期并存，增加了与流感等呼吸道传染病叠加流行的风险，势必会增加人群健康危害和医疗资源需求。因此，做好流感和新冠肺炎等传染病多病共防意义重大。

为做好校园流感防控工作，减少校园流感传播，加强流感与新冠肺炎等呼吸道传染病多病共防，我们组织专家从流感核心知识，流感防控制度、职责和工作要点，个人预防措施，校园日常防控措施，以及校园疫情处置五个方面编写了《校园流感防控技术实操指引》一书，为学校、托幼机构、社区卫生服务中心（乡镇卫生院、社区卫生服务站）、疾病预防控制机构、其他卫生和教育部门的技术和管理人员以及有需要的学生和家长提供技术参考。

编　者

目　录

第一章　流感核心知识

一、流感不是普通感冒

流感是一种由流感病毒引起的急性呼吸道传染病。流感病毒抗原性易变，传播迅速，每年可引起季节性流行，在学校、托幼机构和养老院等人群聚集场所可发生暴发疫情。

流感不是普通感冒。相对于普通感冒，流感患者发热时体温更高，病程持续时间更长，全身症状更重。严重的患者可能出现肺炎、神经系统损伤、心肌损伤、肌炎和横纹肌溶解、休克等严重并发症，甚至死亡（表 1-1）。

表 1-1　流感和普通感冒的区别

项目	流感	普通感冒
病原体	流感病毒	鼻病毒、普通冠状病毒、副流感病毒等
季节性	有明显季节性	季节性不明显
发热程度	多高热（39～40℃），可伴有寒战	不发热或轻、中度发热，无寒战
发热持续时间	3～5 天	1～2 天
全身症状	严重，头痛、全身肌肉酸痛、乏力、食欲差	轻或无
并发症	可以出现中耳炎、肺炎、脑病或脑炎、心肌炎	较为罕见
病程	5～10 天	1～3 天

二、流感传播的三个基本环节

流感传播涉及三个基本环节，分别为传染源、传播途径和易感人群。

（一）传染源

流感患者和无症状感染者是主要传染源。感染者在临床症状出现前 1 ～ 2 天即可排出病毒，排毒量在发病后 12 ～ 24 小时内显著增加，于发病后 1 ～ 2 天内达到高峰。排毒一般持续 3 ～ 8 天（平均 5 天），低龄儿童排毒时间更长。

（二）传播途径

流感病毒主要通过感染者打喷嚏和咳嗽等产生的飞沫传播，也可经口腔、鼻腔、眼睛等部位的黏膜直接接触或被病毒污染的物品等间接接触传播。在特定场所，如人群密集且密闭或通风不良的房间内，也可通过气溶胶的形式传播。

（三）易感人群

人群普遍易感，儿童相对于成年人更易罹患流感。

三、校园是流感防控的重中之重

儿童是流感防控的重点人群，其流感罹患率高于成年人。每年儿童流感罹患率约为 20% ～ 30%；在某些高流行季节，儿童罹患率可高达 50%。并且 5 岁以下儿童感染流感病毒后出现重症和住院的风险较高。

学校及托幼机构人群密集且交叉接触，是流感防控的重点场所。我国每年报告的流感暴发疫情中，90% 以上发生在学校及托幼机构，且校园流感疫情暴发往往早于并加剧社区传播。

四、校园流感防控策略和控制措施

校园流感防控策略主要针对流感传播的三个基本环节，采取相应控制措施，从而切断流感传播链（表 1-2）。

表 1-2　校园流感等呼吸道传染病防控策略和控制措施

防控策略	具体控制措施
控制传染源	● 规范开展监测，及早发现患者
	● 及早诊断、隔离和治疗患者
切断传播途径	● 保持良好的学习和生活环境及个人卫生
	● 采取针对不同传播途径的有效控制措施，包括科学佩戴口罩、做好手卫生、遵守呼吸礼仪、保持距离、通风换气、清洁消毒等
保护易感人群	● 增强个人抵抗力，接种流感疫苗
	● 必要时考虑停止集体活动，采取线上教学措施

其他流感基本知识见附件一。

第二章　流感防控制度、职责和工作要点

一、防控制度与职责

流感是《中华人民共和国传染病防治法》中规定的丙类传染病，按照丙类进行报告、预防和控制。《学校卫生工作条例》、《中小学校传染病预防控制工作管理规范》（GB 28932—2012）和《学校传染病症状监测预警技术指南（WS/T 772—2020）》等技术标准对流感等校园传染病防控的组织保障与制度进行了详细要求。此外，国家卫生健康委疾病预防控制局印发的《流感样病例暴发疫情处置指南（2018 年版）》规定了校园等集体单位暴发疫情的调查与处置，教育部和国家卫生健康委每年还针对流感等秋冬季传染病的校园防控制度和具体措施进行要求。学校的具体职责如下：

（1）成立由校长作为第一责任人的传染病预防控制工作小组，全面负责学校的各项传染病预防控制管理工作。

（2）每年制定传染病预防控制工作计划并予以落实。

（3）开展本校传染病预防控制工作，接受卫生部门的监督和技术指导。

（4）拨出一定比例的专项经费用于传染病的预防控制。

（5）设立医务室或者卫生室，配备学校卫生专业技术人员。

（6）制定传染病预防控制的应急预案和相关制度，包括“两案九制”，即传染病防控工作方案和应急处置预案，以及传染病

疫情报告制度、晨午检制度、因病缺课 / 缺勤登记追踪制度、复课 / 复工证明查验制度、健康管理制度、传染病防控健康教育制度、通风消毒制度、环境卫生检查通报制度和免疫接种证查验制度等（图 2-1）。

（7）落实各项传染病预防控制制度。根据传染病预防控制形势及时调整，予以完善。

（8）落实必要的保障措施，包括设置临时留观场所，配备消毒设备和用品、个人防护用品等。

（9）明确传染病疫情报告人，由其负责每学期对班级传染病症状监测报告人进行培训与考核；对各班晨午（晚）检结果进行追踪、核实、排查和处理；达到传染病症状预警指标时，向属地疾病预防控制机构报告，同时向教育主管部门报告。

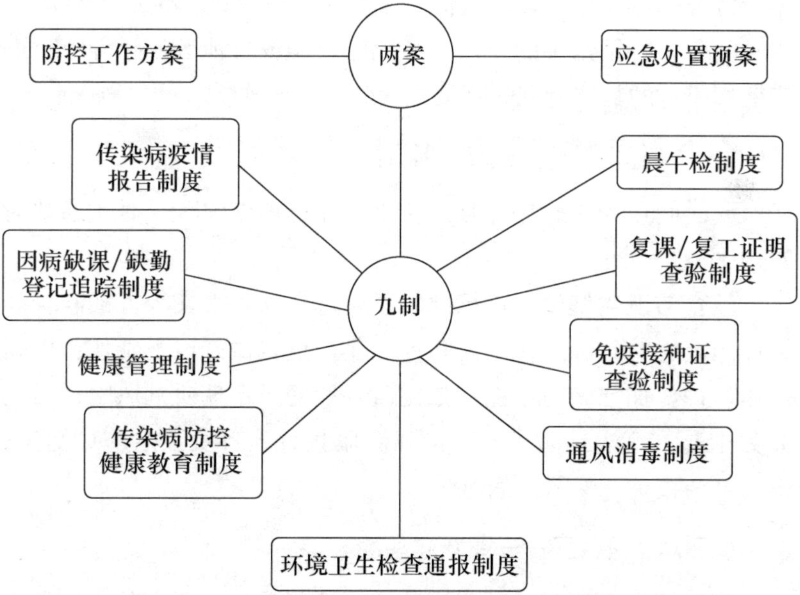

图 2-1　校园传染病防控工作“两案九制”基本内容

（10）明确班级传染病症状监测报告人，由班主任或任课教师担任，负责所在班级晨午（晚）检，并进行报告。同时，班级传染病症状监测报告人应协助学校疫情报告人对有症状的学生、幼儿或确诊病例的病情、转归进行追踪。

（11）应按照县级以上人民政府或国务院卫生主管部门的决定，积极配合卫生部门组织学生进行疫苗接种。

二、关键时间点的工作及分工示例

流感等呼吸道传染病流行有一定的季节性和周期性，各部门及相关工作人员应根据其流行特征，在不同的关键时间点采取相应的防控措施，最大限度降低流感等呼吸道传染病流行造成的风险。

由于我国幅员辽阔、气候多样，各地的流感等呼吸道传染病流行特征不尽相同。以下时间点是根据我国南北方流感流行的总体时间分布特征给予的建议，各地应根据各自地区流感等呼吸道传染病流行的具体特征，开展相应的防控工作。

（一）时间点一——政策指导期

此时间点为流感等呼吸道传染病流行前 2 ～ 3 个月（通常为 7—9 月）。

教育与卫生健康、疾控部门：通过会议、发文等方式联合部署校园流感等呼吸道传染病防控工作。重点做好以下工作：提高工作认识，加强联防联控；强化监测预警，定期研判风险；强化业务指导，落实预防措施；加强健康教育，普及卫生防病知识；推动疫苗接种，降低发病风险。

（二）时间点二——宣教准备期

此时间点为流感等呼吸道传染病流行前 1 ～ 2 个月（通常为 8—10 月）。

1. 开展流感等呼吸道传染病防控工作布置会和培训会

卫生健康、疾控部门：推动将流感等呼吸道传染病防控技术培训纳入卫生专业技术人员的继续教育必修课。

疾控机构和中小学卫生保健机构：联合组织开展流感等呼吸道传染病防控工作布置会，组织开展针对社区卫生服务中心人员、预防接种单位人员、学校健康副校长和校医等不同相关专业技术人员的技术培训。

2. 做好流感等呼吸道传染病防控的物资准备

学校或托幼机构：设置临时留观场所，配备消毒设备和用品、个人防护用品等。

3. 做好流感疫苗的组织接种和宣传工作

卫生健康、疾控部门：推动将流感疫苗接种工作列入常规工作计划，结合当地实际制定详细的实施方案和培训计划，加强与当地教育部门的沟通和协调，会同开展辖区内托幼机构和学校流感疫苗接种工作的指导，开展流感疫苗接种工作落实情况的督导检查。

教育部门：会同卫生健康、疾控部门做好托幼机构及学校培训、疫苗接种统计等督导检查的工作。

疾控机构：做好接种工作的培训和技术指导，做好辖区内流感疫苗的需求统计、采购和接种安排，指导托幼机构及学校开展预防接种宣传工作。

预防接种点：做好疫苗接种准备工作，规划接种日安排。根据当地情况，可通过入校接种、专场接种等方式，高效、有序地满足师生群体接种需求。

学校或托幼机构和疾控机构：加强健康宣教，收集接种意愿，做好接种前通知等工作部署。

学校或托幼机构及其健康副校长、校医和班主任：配合做好健康宣教、接种疫苗意愿收集、组织和接种数量统计等工作。相关内容可参见“北京大学儿童青少年卫生研究所”微信公众号。

（三）时间点三——疫苗接种期

此时间点为流感等呼吸道传染病流行前1个月及流行初期（一般9月份开始接种，根据当地疫苗接种安排确定具体时间）。

1. 开展流感疫苗接种

教育部门：会同卫生健康、疾控部门做好对托幼机构及学校开展疫苗接种的督导检查工作。

学校或托幼机构及其健康副校长、校医和班主任：积极配合组织学生进行疫苗接种。

预防接种点：按照规范要求做好流感疫苗接种和信息登记，按照要求及时上报流感疫苗接种信息，同时反馈给学生及所在学校或托幼机构，做好疫苗接种后疑似预防接种不良反应的监测和处置工作。

疾控机构：及时收集、统计和上报疫苗接种情况，做好疫苗接种工作的技术指导。

2. 开展流感等呼吸道传染病的健康宣教

疾控机构、中小学卫生保健机构、学校或托幼机构：通过微信公众号、校园海报张贴、家长微信群、致家长的一封信等方式开展宣传活动，宣教内容可通过“北京大学儿童青少年卫生研究所”微信公众号获取。

（四）时间点四——疫情监测期

此时间点为流感等呼吸道传染病流行期间，通常为11月至次年2月；此外，南方省份在多数年份还会出现6—8月的夏季高峰。

1. 日常工作

学校或托幼机构及其健康副校长、校医：加强学校的各项传染病预防控制管理工作，接受卫生健康部门的监督和技术指导。对各班晨午（晚）检结果进行追踪、核实、排查和处理；达到传染病症状预警指标时，向属地疾控机构报告，同时向教育主管部门报告。

传染病症状监测报告人（班主任或任课教师担任）：加强晨午（晚）检和因病缺勤追踪制度，负责所在班级晨午（晚）检并进行报告；协助学校疫情报告人对有症状的学生、幼儿或确诊病例的病情、转归进行追踪。

教育部门：会同卫生健康、疾控部门定期指导学校或托幼机构做好校园流感等呼吸道传染病防控工作。

疾控机构：负责流感等呼吸道传染病的健康宣教、防控技术培训工作。

2. 疫情处置工作

校医：校医为学校疫情报告人，达到疫情报告标准时及时报告。报告对象包括学校负责人、辖区疾控中心或社区卫生服务中心、中小学卫生保健机构。对有症状的学生、幼儿或确诊病例的病情、转归进行追踪。

传染病症状监测报告人（班主任或任课教师担任）：协助学校疫情报告人对有症状的学生、幼儿或确诊病例开展病情和转归追踪。

疾控机构：按要求及时到现场开展聚集性疫情的调查和处置。

学校或托幼机构及其健康副校长、校医：督促规范开展日常消毒，必要时及时进行终末消毒；督促相关人员落实疾控机构的防控措施建议。

第三章　个人预防措施

个人预防措施分为非药物预防措施和药物预防措施，均能有效减少流感传播。个人非药物预防措施主要包括佩戴口罩、做好手卫生、遵守呼吸礼仪等一般预防措施，药物预防措施主要包括流感疫苗接种及抗病毒药物预防。

一、非药物预防措施

流感等呼吸道传染病的非药物预防措施包括个人防护、环境措施、社会措施及旅行限制，是预防呼吸道病毒感染和传播的重要方式。个人非药物预防措施包括佩戴口罩、做好手卫生和遵守呼吸礼仪等个人卫生习惯，是简便、可行、经济的流感预防措施，也是实现流感等呼吸道传染病多病共防的重要预防措施。此外，平衡膳食、足量饮水、作息规律、保障睡眠、坚持体育锻炼可以增强机体免疫力和抵抗力，也可在一定程度上预防流感。

（一）佩戴口罩

科学佩戴口罩是预防流感等呼吸道传染病传播的有效措施之一。流感患儿佩戴口罩可以阻止流感病毒在空气中的播散；健康儿童佩戴口罩能够减少飞沫和气溶胶的吸入，从而降低校园流感的传播风险。因此，师生应加强自身防护，科学佩戴口罩。

1. 佩戴口罩的情形

目前，常见的口罩类型包括一次性医用口罩、医用外科口罩、医用防护口罩和颗粒物防护口罩，不同类型口罩的产品标准、过滤效果及性能不同。

一般情况下，建议儿童选用一次性医用口罩或医用外科口罩。6 岁及以上儿童可自行佩戴口罩，3 ～ 6 岁儿童需在成人持续照护下佩戴口罩。

（1）建议佩戴口罩的情形

- 当本人出现发热、咳嗽、咽痛等呼吸道感染症状时，或需照顾呼吸道感染患者时，建议佩戴口罩。
- 共同居住人员出现发热、咳嗽、咽痛等呼吸道感染症状，需与其同处一个房间或近距离接触时，建议佩戴口罩。
- 在流感流行期间进入医院、诊所和（或）其他环境密闭场所时，建议佩戴口罩。
- 校园出现流感聚集性疫情或暴发疫情时，在食堂、礼堂、会议室等室内人群密集场所以及出现疫情班级的教室，建议佩戴口罩；但在操场等空旷场所，不建议佩戴口罩。

（2）不建议佩戴口罩的情形

- 未在持续监督下的 2 岁及以下儿童。
- 患有慢性呼吸系统疾病或其他引起呼吸困难的疾病。
- 需协助才可取下口罩的儿童。
- 进行运动的人员，佩戴口罩可能导致呼吸困难时。

在不建议佩戴口罩的情况下，可选择专用面罩作为替代防护用品，但面罩效果不如口罩。使用时需确保面罩覆盖至面部两侧及下颌以下。

2. 佩戴口罩的步骤

使用前，选择合适尺码的口罩，注意查看口罩包装上标注的有效期和产品适用标准。一次性医用口罩和医用外科口罩的主要适用标准分别为 YY/T 0969—2013 和 YY 0469—2011。佩戴口罩的步骤如下（图 3-1 第 1 ～ 6 步）：

- 佩戴口罩前，清洁、干燥双手。
- 佩戴口罩时，要让口罩紧贴面部。选取口罩后，口罩有颜色的一面向外，有金属条的一边向上，把耳带挂在耳上；用双手的中指紧压口鼻上方鼻梁两侧的金属条，使口罩紧贴面部；随后用手同时向上方和下方拉开口罩褶皱，确保口罩完全覆盖口鼻和下巴。
- 佩戴口罩后，应避免触摸口罩暴露部分。若必须触摸口罩，在触摸前、后都要彻底洗手。

3. 摘下口罩的步骤

口罩不可长时间重复使用，应适时更换口罩。一次性医用口罩、医用外科口罩累计使用不超过 4 小时。另外，口罩如有破损或污染，应立即更换。摘下口罩的步骤如下（图 3-1 第 7 ～ 10 步）：

- 摘下口罩前，应清洁双手。
- 摘下挂耳式口罩时，把口罩的耳带从双耳拿下。因口罩向外部分可能已被病原体污染，应尽量避免触摸。
- 将摘下的口罩丢弃于有盖垃圾箱内，然后立即洗手。

（二）做好手卫生

手是发生病原体交叉感染的重要媒介。接触传播是流感等呼吸道传染病的传播途径之一，被病原体污染的手接触口腔、鼻腔、眼睛等部位的黏膜可以引发接触传播。手卫生是良好的个人卫生习惯。科学的手卫生是有效且低成本防止病原体接触

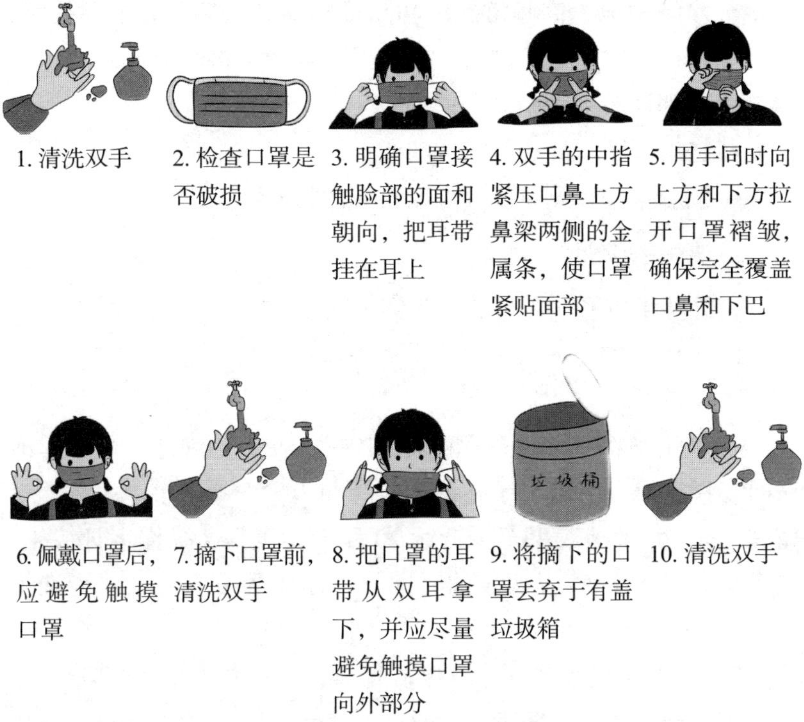

图 3-1　佩戴和摘下口罩的步骤

传播的重要措施。因此，校园应提供流动水、肥皂 / 洗手液等洗手设施和用具，并大力倡导学生、幼儿和教职员工做好手卫生。

1. 洗手的情形

- 手接触眼睛、鼻腔及口腔前；
- 进食及处理食物前；
- 如厕前后；
- 当手被呼吸道分泌物污染时，如咳嗽、打喷嚏时用手遮挡后；

- 接触到他人高频接触的物品或物体表面后，如电梯扶手、直梯按钮、电脑键盘、门把手、桌子、购物车等；
- 处理被污染的物体后；
- 进出医院、商场等公共场所；
- 接触动物、家禽或处理宠物排泄物后。

2. 洗手的步骤

正确洗手应遵循以下 5 个步骤（图 3-2）：

（1）用干净自来水润湿双手，关掉水龙头。

（2）涂抹肥皂 / 洗手液。

（3）用手将肥皂 / 洗手液来回揉搓，使其起泡沫。趁着起泡沫时揉搓手掌、手背、手指、手指间和指尖，覆盖整个手部，不留“死角”。揉搓双手至少持续 20 秒，大概是《祝你生日快乐》这首歌从头到尾哼唱两遍的时间。具体流程可参考“六步洗手法”（图 3-3）。

第一步（内）：洗手掌。掌心相对，手指并拢相互揉搓。

第二步（外）：洗背侧指缝。手心对手背沿指缝相互揉搓，双手交换进行。

第三步（夹）：洗掌侧指缝。掌心相对，双手手指交叉并沿指缝相互揉搓。

第四步（弓）：洗指背。弯曲一只手的各手指关节，半握拳后把指背放在另一只手的掌心旋转揉搓，双手交换进行。

第五步（大）：洗拇指。一只手握另一只手大拇指旋转揉搓，双手交换进行。

第六步（立）：洗指尖。弯曲一只手的各手指关节，把指尖合拢在另一只手的掌心旋转揉搓，双手交换进行。

必要时增加第七步（腕），增加对手腕部位的搓洗，即“七步洗手法”。

（4）顺着干净自来水的水流方向冲洗双手。

（5）用干净毛巾或纸巾擦干双手或直接风干。

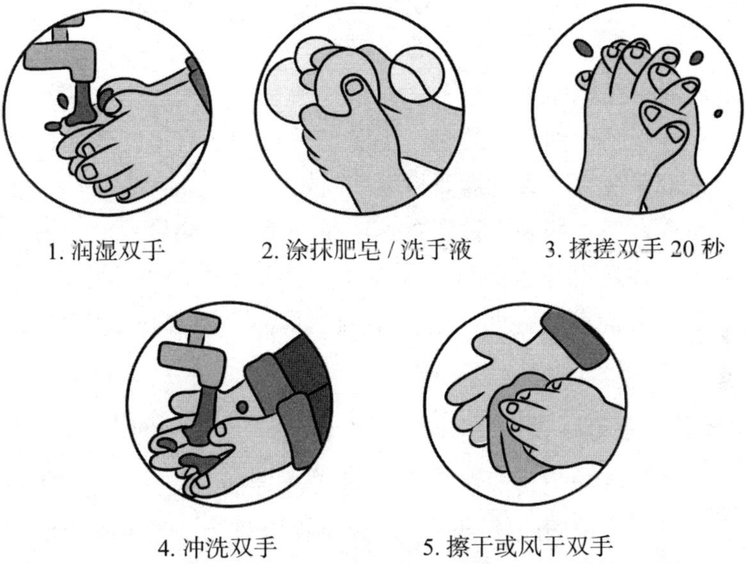

图 3-2　洗手的步骤

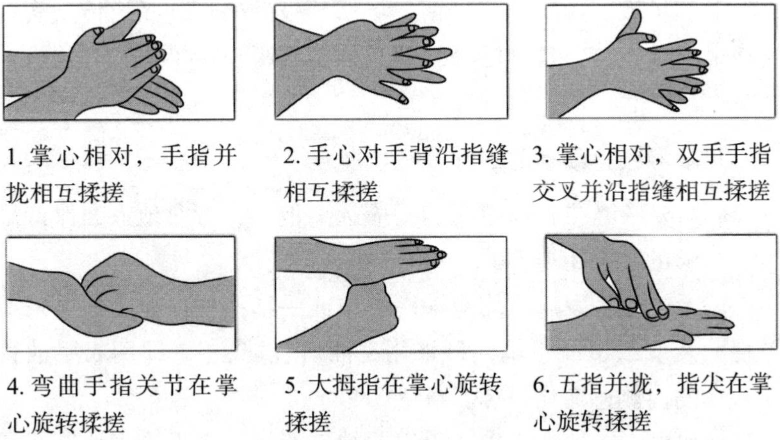

图 3-3　六步洗手法

3. 速干手消毒剂的使用

在没有肥皂/洗手液和流动水的情况下，可使用至少含60%乙醇的速干手消毒剂。使用速干手消毒剂的步骤如下：

- 将凝胶涂抹在一只手的手掌上。
- 双手互相揉搓。
- 将凝胶揉到双手的整个手掌、手背和所有手指表面，直到双手变干。大约需要持续20秒。

注意事项：如果儿童误食速干手消毒剂，会导致低血糖、呼吸暂停、昏迷等危害。对于儿童（尤其是6岁以下儿童），应将速干手消毒剂存放在儿童触碰不到的地方，而且在他们使用时，需有成年人在旁监督。

（三）遵守呼吸礼仪

流感等呼吸道传染病主要通过飞沫传播。流感患者在咳嗽、打喷嚏时，可使病原体随呼吸道分泌物以飞沫、气溶胶的形式扩散到周围空气中，周围人吸入后可发生感染。“呼吸礼仪”是指咳嗽、打喷嚏时，通过捂住口鼻或用袖口遮挡，以减少气道分泌物喷射和扩散。校园是人群密集场所，极易出现呼吸道传染病传播和聚集性疫情。遵守呼吸礼仪是预防呼吸道传染病的有效措施之一。

1. 咳嗽或打喷嚏时的呼吸礼仪

- 当要咳嗽或打喷嚏时，头应远离他人，背对他人，保持足够的社交距离。
- 无论是否发病，均应采用纸巾或手绢捂住口鼻。如果来不及取纸巾或手绢，可采用“袖口遮挡法”，即用衣服袖管的内侧遮掩住口鼻。
- 如果未能使用纸巾、手绢或袖口遮挡，而不恰当地使用了手掌遮挡，应及时清洁双手。

- 不随地吐痰，尽量避免触摸眼、鼻或口，出现呼吸道症状时应注意休息及自我隔离。

2. 咳嗽或打喷嚏后的呼吸礼仪

- 咳嗽或打喷嚏后应立即洗手，否则手部的病原体可通过握手以及接触电梯扶手、直梯按钮、电脑键盘、门把手、桌子和购物车等途径，转移到这些物体的表面，从而造成他人因接触而感染。
- 当儿童青少年出现呼吸道症状时，应及时告知家长或老师，不带病上学。
- 当出现呼吸道症状又不得不外出时，在与他人共用交通工具、电梯、办公场所等公共场所的情况下，应科学佩戴口罩，与他人保持足够的社交距离。

二、药物预防措施

（一）流感疫苗接种

流感疫苗安全、有效。《健康中国行动（2019—2030年）》中的传染病及地方病防控行动指出，儿童、老年人和慢性病患者免疫力低、抵抗力弱，是流感高危人群，建议其在流感流行季前在医生指导下接种流感疫苗；同时鼓励有条件地区为60岁及以上老年人、托幼机构幼儿、在校中小学生和中等专业学校学生免费接种流感疫苗。《中国流感疫苗预防接种技术指南（2023—2024）》也指出，托幼机构和中小学校师生是流感疫苗接种的优先人群之一，建议每年在当地流感流行季前完成流感疫苗接种。

1. 流感疫苗种类

（1）流感疫苗分类：目前全球已经上市的流感疫苗分为流感灭活疫苗、减毒活疫苗和重组疫苗三大类。不同种类流感疫苗的适用年龄不同，目前尚无获批在6月龄以下婴儿中使用的流感疫苗。对于可以接种不同类型、不同厂家疫苗产品的人群，可自愿接种任何一种流感疫苗，无优先推荐。

（2）三价和四价流感疫苗：三价和四价流感疫苗的区别在于疫苗组分不同。其中三价流感疫苗包括三类毒株，即A（H1N1）pdm09亚型、A（H3N2）亚型以及B（Victoria）系和B（Yamagata）系两者之一；而四价流感疫苗包括四类毒株，即A（H1N1）pdm09亚型、A（H3N2）亚型、B（Victoria）系和B（Yamagata）系。

2. 接种对象

原则上，接种单位应为6月龄及以上所有愿意接种疫苗且无接种禁忌者提供免疫接种服务。优先推荐以下重点人群和高风险人群及时接种，其中托幼机构和中小学校师生是优先人群之一。

- 医务人员；
- 60岁及以上的老年人；
- 罹患一种或多种慢性病者；
- 养老机构、长期护理机构、福利院等人群聚集场所脆弱人群及员工；
- 孕妇；
- 6～59月龄的儿童；
- 6月龄以下婴儿的家庭成员和看护人员；
- 重点场所人群，包括托幼机构、中小学校的教师和学生，监所机构的在押人员及工作人员等。

3. 禁忌和缓种人群

（1）接种禁忌人群：对流感疫苗所含任何成分（包括辅料、甲醛、裂解剂及抗生素）过敏者或有过任何一种流感疫苗接种严重过敏史者，禁止接种。

此外，以下人群禁止接种流感减毒活疫苗：

- 因使用药物、人类免疫缺陷病毒（HIV）感染等任何原因造成免疫功能低下者；
- 长期使用含有阿司匹林或水杨酸成分药物治疗的儿童；
- 2～4岁患有哮喘的儿童；
- 孕妇；
- 有吉兰-巴雷综合征（曾称格林-巴利综合征）病史者；
- 接种前48小时使用过奥司他韦、扎那米韦等抗病毒药物者，或接种前5天使用过帕拉米韦者，或接种前17天使用过玛巴洛沙韦者。

（2）缓种人群：以下人群建议痊愈或者病情稳定控制后接种。

- 患有急性疾病；
- 严重慢性疾病或慢性疾病的急性发作期；
- 发热患者；
- 既往接种流感疫苗后6周内出现吉兰-巴雷综合征者，建议由医生评估后再考虑是否接种。

4. 接种时间

通常接种流感疫苗2～4周后，可以产生具有保护水平的抗体。我国各地每年流感的发病高峰时间和持续时间不同，为保证受种者在流感高发季节前获得免疫保护，建议每年在当地流感高发季节前完成疫苗接种。

同一流感流行季，已按照接种程序完成全程接种的人员无需重复接种。

5. 接种地点

（1）自费接种人群的接种地点：流感疫苗在我国属于非免疫规划疫苗，公民自愿接种。自愿接种人员需自行前往所属地段医院保健科/社区卫生服务中心流感疫苗接种门诊进行接种。

（2）免费接种人群的接种地点：我国部分地区对在校学生等集体单位的重点人群开展免费流感疫苗接种。在校学生由所在学校统一组织接种，需提前进行宣传教育和接种意愿摸排。具备设立临时接种点条件的学校，经卫生部门验收合格后在校园内设定临时接种点，在规定时间内统一接种；不具备条件的，由学校组织学生到所属地段医院保健科 / 社区卫生服务中心的接种门诊进行接种。

6. 流感疫苗保护效果

每年接种流感疫苗是预防流感最经济有效的措施，具体体现在以下几个方面：

- 接种流感疫苗预防流感效果显著。
- 接种流感疫苗可减少流感相关就诊和住院，并预防流感相关重症、死亡。
- 接种流感疫苗可以减少抗生素的使用。
- 接种流感疫苗可大幅减少学校、托幼机构流感暴发疫情。
- 接种流感疫苗可减少学生、幼儿缺课及其父母缺勤。
- 接种流感疫苗可减少因教职员工发生流感而对正常教学秩序的影响。
- 接种流感疫苗还能对其他人群起到间接保护作用。

7. 流感疫苗安全性

（1）流感灭活疫苗的安全性：接种灭活疫苗是安全的，所有年龄段人群均具有良好的耐受性。常见的不良反应主要表现为高热，其次为局部红肿和局部硬结。65 岁及以上老年人或者 18 ～ 64 岁有一种或多种慢性疾病的住院患者在接种疫苗后不良反应发生率与一般人群无差别。孕妇接种流感灭活疫苗后未见孕妇并发症、不良妊娠结局等不良反应的发生风险增加。

（2）流感减毒活疫苗的安全性：健康儿童通过鼻内喷雾接种

减毒活疫苗的安全性良好。常见的不良反应为自限性的流鼻涕或鼻塞、咽痛、发热等症状。

（3）常见不良反应的处理方法：完成流感疫苗接种后，接种对象应留下观察至少 30 分钟再离开，其间注意观察接种后反应。结束现场观察后，如有任何不适，应拨打公布的接种门诊咨询电话随时咨询、及时报告。接种门诊应及时按照《全国疑似预防接种异常反应监测方案》进行报告、调查和处置。

8. 接种注意事项

（1）与其他疫苗同时接种的影响：流感灭活疫苗与其他灭活疫苗和减毒活疫苗（如肺炎球菌疫苗、带状疱疹疫苗、水痘疫苗、麻腮风疫苗、百白破疫苗）可同时在不同部位接种。流感减毒活疫苗与麻腮风疫苗或水痘疫苗同时接种不会干扰免疫反应。在接种流感减毒活疫苗后，必须间隔 4 周以上才可接种其他减毒活疫苗。

（2）接种要求：流感疫苗的储存及运输都应保持在 2 ～ 8℃条件下，严禁冻结。接种门诊和临时接种点按照《预防接种工作规范》要求开展流感疫苗接种，接种过程应遵循“三查七对一验证”的原则。“三查”包括查接种卡和接种证，查儿童的健康状况和禁忌证，查疫苗和注射器的外观及有效期。“七对”包括核对姓名、年龄、接种程序、接种剂量、疫苗有效期、注射部位、注射方法。“一验证”是请受种者或监护人检验疫苗的有效期和名称。

（二）抗病毒药物预防

《流行性感冒诊疗方案（2020 年版）》《儿童流感诊断与治疗专家共识（2020 年版）》等技术方案和专家共识对抗病毒药物预防的使用原则建议如下：

- 抗病毒药物应在医生的指导下使用。

- 药物预防不能代替疫苗接种，是对有重症流感高危因素的密切接触者（且没有接种疫苗或接种疫苗后尚未获得免疫力）采取的紧急临时预防措施。暴露后超过 48 小时者不建议进行抗病毒药物预防。
- 不推荐大范围或常规应用抗病毒药物预防流感，不鼓励由于社区、学校、托幼机构、度假营或其他场所的潜在暴露而对健康儿童使用抗病毒药物进行预防，以避免抗病毒药物耐药病毒株的出现。

第四章　校园日常防控措施

一、监测

监测是及早发现传染病散发病例、暴发疫情的首要措施。《中小学校传染病预防控制工作管理规范》（GB 28932—2012）和《学校传染病症状监测预警技术指南》（WS/T 772—2020）要求，学校应开展传染病疫情监测，严格执行学生晨午（晚）检制度和因病缺课 / 缺勤登记追踪制度，实现早发现、早报告。晨午（晚）检的相关规定适用于中小学校，托幼机构可参照执行。

（一）晨午（晚）检

班主任或其他指定人员每日负责在早自习或早晨第一节课前对学生、幼儿进行晨检，在下午第一节课前进行午检；住宿制学校宜在晚自习前增加对住校学生的晚检。每日了解学生、幼儿的出勤和健康状况，内容包括观察学生和幼儿的精神状态，询问健康状况，登记因病缺课 / 缺勤情况。通过观察、询问等手段，重点检查学生、幼儿中有无发热、咳嗽、头痛、咽痛、腮腺肿大、腹痛、腹泻、呕吐、皮疹、头晕、乏力、结膜充血等症状发生，可根据传染病流行情况适当调整症状类型；同时，调查了解学生和幼儿的缺课 / 缺勤原因、所患何种疾病或症状等信息。

班主任或其他指定人员发现学生、幼儿出现上述症状或其他异常时，应及时告知学校及托幼机构疫情报告人，将学生、幼儿送至卫生室或保健室做进一步排查，通知家长及时带学生、幼儿离校，跟踪了解学生、幼儿病情和诊治情况，并按要求及时做好记录。相关记录表详见附件二。

学校及托幼机构疫情报告人负责指导各班开展学生、幼儿晨午（晚）检工作，对各班检查结果进行追踪、核实、排查和处理，并按要求及时做好记录。相关记录表详见附件三。达到疫情报告标准时，应及时向属地疾病预防控制机构和教育主管部门报告，并配合有关部门进行调查处置。

（二）因病缺课/缺勤登记追踪

班主任每日登记因病缺课/缺勤学生、幼儿的患病情况，包括发病时间、症状、就诊情况等信息，协助学校及托幼机构疫情报告人对其病情和转归进行追踪。

学校及托幼机构疫情报告人负责指导各班开展因病缺课/缺勤登记追踪工作，对各班登记结果进行核实、汇总，做到传染病病例的早发现、早报告。疫情达到报告标准时，应及时向属地疾病预防控制机构和教育主管部门报告，并配合有关部门进行调查处置。

二、健康教育

流感是儿童常见传染病，是校园传染病健康教育的重要内容。根据《中小学校传染病预防控制工作管理规范》（GB 28932—2012）的要求，学校及托幼机构每学期都应安排日常的传染病预防控制健康教育，利用课堂、讲座、板报、广播、新媒体（微信等）、健康教育课、主题班会等多种形式对学生、幼儿进行有针对性的传染病预防控制知识教育，提高学生、幼儿对传染病的预防控制意识和应对能力。学校及托幼机构还应积极开展对教职员工的健康教育，提高其对传染病的应对能力。学校及托幼机构可根据传染病预防需要，对学生、幼儿家长开展健康教育，告知其配合学校及托幼机构的传染病预防控制工作。

（一）针对学生、幼儿的健康教育

在流感等呼吸道传染病防控健康教育工作中，学校及托幼机构应促进学生、幼儿掌握防控知识，提升防护技能，防止带病上学，减少病毒传播。具体内容如下：

1. 养成良好生活习惯

将流感等呼吸道传染病健康教育融入整体健康教育，促进学生和幼儿平衡膳食、足量饮水，作息规律、保障睡眠，保持良好生活习惯，坚持体育锻炼，增强机体免疫力和抵抗力，实现多病共防。

2. 践行个人预防措施

勤洗手，掌握需要洗手的情形，学会正确洗手的步骤，学会速干手消毒剂的使用方法及注意事项。科学佩戴口罩，掌握需要佩戴口罩的情形，学会正确佩戴和摘下口罩的步骤及注意事项。遵守呼吸礼仪，掌握“袖口遮挡法”。了解每年接种流感疫苗是预防流感最经济有效的措施。具体内容详见第三章。

3. 提高公共卫生意识

一是教育学生、幼儿在感觉自己不舒服时应及时告知班主任老师和校医，寻求帮助。二是倡导学生、幼儿避免与他人共用水杯、餐具、毛巾等物品，养成分餐分食、使用公筷公勺的文明用餐习惯。三是在流感流行季前和高发时期，宣传流感基本知识（见附件一）、日常预防措施和流感疫苗接种等内容。四是在流感流行季，尤其是高发时期，提醒师生少去人群密集场所。

（二）针对教职员工的健康教育

学校及托幼机构可利用板报、广播和新媒体（微信等）等多种形式进行流感等呼吸道传染病的预防知识宣传教育，提高教职员工的知识水平和防病意识。可从以下方面进行健康教育：

- 流感等呼吸道传染病的基本知识和危害，包括流感不是普通感冒、流感传播的三个基本环节、校园流感特点、流感防控策略等。
- 流感等呼吸道传染病的日常预防措施。
- 接种流感疫苗，保障教学秩序，预防校园流感暴发疫情，包括流感疫苗有效性、安全性、接种建议，以及接种时间、地点和注意事项。
- 流感暴发疫情的报告标准，散发病例和暴发疫情的处置要求。
- 加强与家长沟通，在流感流行季开展流感等呼吸道传染病预防知识宣传教育。

（三）针对家长的健康教育

学校及托幼机构应与家长积极沟通，在流感流行季前和高发时期，利用新媒体（微信等）、致家长一封信等多种形式加强流感等呼吸道传染病的知识宣传。引导家长知晓流感并不可怕，应该尽早预防，避免疫情在家庭、校园和社区内传播。具体内容如下：

- 关注孩子健康状况，避免将传染病带入校园。在睡前、早起时关注孩子有无发热、咳嗽、头痛、咽痛、腮腺肿大、腹痛、腹泻、呕吐、皮疹、头晕、乏力、结膜充血等症状。一旦出现上述症状，及时向班级负责人报告孩子健康状况，避免学生、幼儿带病上课，视病情采取就医和（或）居家休息。
- 关注疫苗接种信息，及时给家庭成员接种流感疫苗。每年接种流感疫苗是预防流感最有效的手段。每年应在当地流感流行高峰前给自己和家庭成员接种流感疫苗；如果错过时间，也可以在流行季任意时间接种。在同一个流感流行季，已经完成流感疫苗接种的人不需要重复接种。

- 做好在校外培训机构期间的个人防护措施。家长应与机构管理人员主动沟通，了解机构传染病发生情况。在流感高发季节，做好手卫生等个人防护措施，减少与有流感样症状者接触。
- 遵医嘱用药，不盲目使用抗生素。抗生素是用来治疗细菌感染的药物，需经过医生诊断才能判断是否需要使用抗生素，其对病毒无效。过度使用抗生素可能增加感染抗生素耐药菌的风险。

三、通风换气

通风换气是稀释室内病原体浓度的简单、方便和经济的措施。因此，学校及托幼机构需要做好通风换气，保持校园室内空间（尤其是人群密集且密闭或通风不良的场所）空气流通，降低流感病毒等呼吸道病原体传播的风险。

1. 日常通风换气

（1）在外界温度适宜、空气质量较好、保障安全性的条件下，采用全日开窗的方式进行自然通风。

（2）在寒冷等特殊天气情况下，可以在课前和课间休息期间利用教室和走廊的气窗换气，尽可能每日通风 2 ～ 3 次，每次不少于 30 分钟。

（3）对于有中内廊的教学楼，每天有专人负责打开走廊的窗户，以便于教室在通风换气时进入新鲜空气。

（4）当出现有呼吸道症状的患者或有患者到访时，尽可能增加自然通风的频率和时间。

（5）当出现聚集性疫情时，可以根据专业部门建议，在加强自然开窗通风的基础上，进行一次终末空气消毒。关于消毒剂的选择和使用方式可参照相关技术标准［如《呼吸道传染病疫情防控消毒技术规范 第3部分：中小学校》（DB11/T 1749.3—2020）］。

2. 特殊情况下通风换气

（1）对于通风不良的建筑，可以采用排风扇等机械通风设备进行通风换气。

（2）当不能开窗通风时，可以使用具备新风功能的空调进行换气；小型密闭空间也可采用人机共存式的空气消毒机进行空气消毒。

（3）对于排风扇等机械通风设备以及分体式空调的过滤网和过滤器，应该根据使用频率定期进行清洁消毒，用自来水冲去挡板上的积尘，用洗涤剂去除污垢。必要时消毒，可采用1000 mg/L 季铵盐消毒液或500 mg/L 含氯消毒液冲洗、擦拭或浸泡消毒，作用时间为15～30分钟。

（4）对于集中空调通风系统，应该参照《公共场所集中空调通风系统清洗消毒规范》（WS/T 396—2012）要求进行定期检查、检测、维护和清洁消毒。清洁消毒应由具有清洗消毒资质的专业机构完成。

四、清洁消毒

清洁是指人为去除物体表面的灰尘和有机物质等成分，是物体表面消毒前必不可少的操作。消毒是指杀灭或清除传播媒介上的病原体，使其失去感染能力的过程。流感病毒等常见呼吸道病原体主要是亲脂病毒或细菌繁殖体，对消毒剂的抵抗力弱，一般常见消毒剂的常用浓度和作用时间即可将其杀灭。各学校及托幼机构可参照《呼吸道传染病疫情防控消毒技术规范 第3部分：中小学校》（DB11/T 1749.3—2020），根据不同场景进行清洁消毒。

1. 预防性消毒

日常应以清洁为主，预防性消毒为辅，避免过度消毒。预防性消毒是指未发现传染源而对可能受到病原体污染的场所、环境和物品进行的消毒。

（1）每日结束教学活动后，应对相关场所进行预防性消毒。

（2）各类物体表面（尤其是高频接触物品或物体表面）应加强消毒，每日进行消毒。

（3）公用教室在每批学生、幼儿结束教学活动后，应及时通风换气，并对物体表面进行消毒。

（4）食堂工作人员的工作服应保持清洁，定期洗涤、消毒；被褥及个人衣物要定期晾晒、定期洗涤，必要时可消毒处理。

（5）餐（饮）具应“一人一具一用一消毒”。

（6）托幼机构的玩具等幼儿高频接触物品应定期进行清洁消毒。

（7）饮水桶应定期进行消毒。

（8）厕所等特殊场所的卫生洁具应专区专用，避免与其他区域混用，使用后应清洁消毒。

（9）校车每次接送学生、幼儿后应进行消毒。

2. 终末消毒

终末消毒是指传染源（一般是传染病病例）离开有关场所后进行的最后一次彻底消毒，应确保终末消毒后的场所不再有病原体的存在。当校内人员被确诊流感等呼吸道传染病时，学校及托幼机构应在属地疾病预防控制机构的指导下，或者按照其提出的卫生要求，进行终末消毒。

3. 重点消毒对象和方法

空气以及人经常接触的物品或物体表面是重点消毒对象（表

4-1）。建议通过开窗通风实现换气，采用擦拭或浸泡的方式进行高频接触物品和物体表面的消毒。有明显污染物时，应先清除污染物，然后再进行消毒。物体表面清洁消毒时，应按照从清洁区域到污染区域、位置从高到低的顺序进行。重点消毒对象的常见消毒方法详见附件四。

表 4-1　校园各类场所的重点消毒对象

场所	重点消毒对象
教室	空气、门把手、课桌椅、窗台、窗户把手、讲台表面、黑板擦、常接触的电子化教学设备（鼠标、键盘、话筒等）等
会议室	空气、门把手、会议桌椅、水具、话筒等
多媒体室（电脑室）	空气、电脑、门把手、桌椅等
图书馆	空气、门把手、桌椅、书架等
音乐室（舞蹈室）	空气、门把手、乐器表面、扶手、地面（舞蹈用垫）、桌椅等
实验室	空气、门把手、实验台面、实验用具等
办公室	空气、门把手、桌椅、电话机、窗台、窗户把手等
校车	门、扶手、椅、车身内壁、司机方向盘等
体育场（馆）	体育器械、设备等
食堂	餐厅：桌椅、餐具、水杯等
	后厨：台面、案板、炊具、刀具、货架、水池、水龙头等
游泳场（馆）	更衣柜、座椅、泳池水等
卫生间	台面、水龙头、面盆、坐便器、洁具按键等
厢式电梯	电梯按键、扶手、厢体墙壁等
宿舍	空气、门把手、桌椅、床围栏、窗台、窗户把手等

4. 消毒剂配制流程

有效氯 250 ～ 500 mg/L 的含氯消毒液为针对流感等呼吸道传染病的常用消毒剂。以有效氯 500 mg/L 的含氯消毒液为例，配制流程如图 4-1 所示。

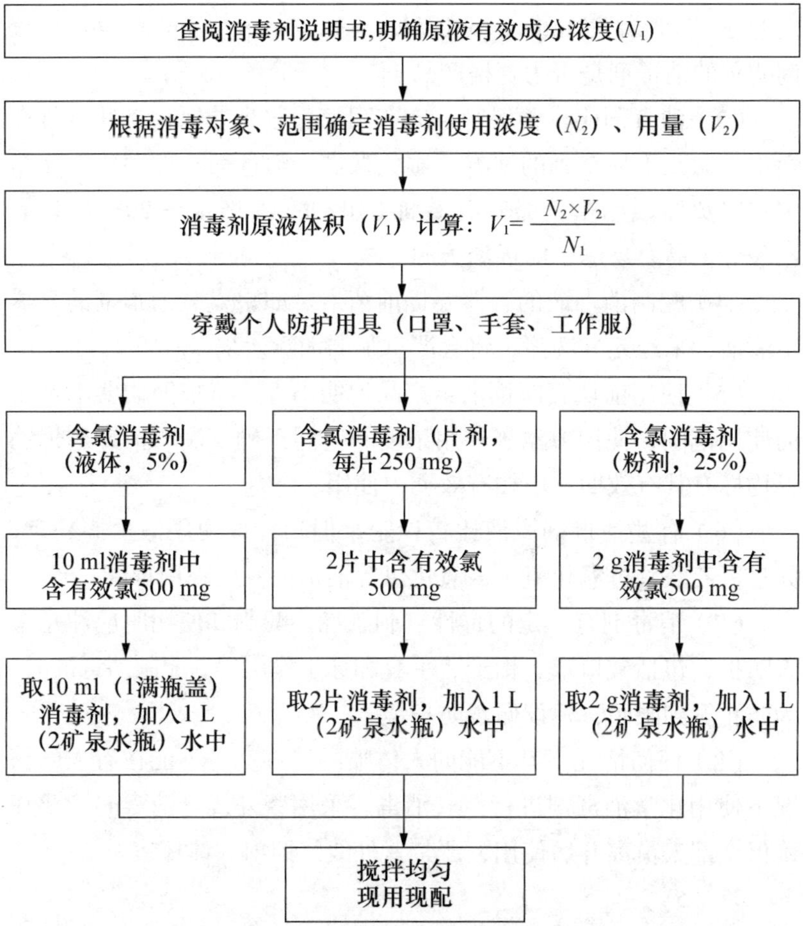

图 4-1　有效氯 500 mg/L 的含氯消毒液的配制流程

注：条件允许时提倡使用有刻度标识的容器准确量取液体，以配制出更准确的消毒液浓度。“矿泉水瓶”是指容量约为 500 ml 的矿泉水瓶。

5. 注意事项

（1）学校及托幼机构的相关负责人和校医应加强对校园消毒工作的监督管理，加强对使用人员的培训，并对消毒剂的有效浓度和使用情况进行定期监测指导，发现问题时及时处理。

（2）消毒剂应为合格产品。可通过“全国消毒产品网上备案信息服务平台”（https://credit.jdzx.net.cn/xdcp/loginPage.do），查询购买的消毒剂是否为合格产品。

（3）消毒剂应妥善保管。应在阴凉、避光处保存，并放置在学生、幼儿不易拿到的地方，避免误食。消毒剂不能存放于冰箱中，以免腐蚀冰箱。部分消毒剂（如乙醇和 15% ～ 20% 的过氧乙酸等）易燃易爆，应远离火源。

（4）配制消毒液的容器要提前清洁。如果盛装消毒剂的容器不清洁，未经充分洗涤，将会严重削弱消毒效果。

（5）使用前认真阅读消毒产品说明书，严格按照说明书规定的使用范围、使用方法、作用浓度和时间正确使用。消毒剂标签上均标有其有效期，应在有效期内使用。

（6）有些消毒剂原液比较稳定，但稀释成使用液后不稳定，如过氧乙酸、过氧化氢、二氧化氯等消毒液，应现用现配。

（7）消毒剂有一定的毒性、刺激性，配制和使用时应注意个人防护，包括戴口罩、帽子、手套和穿工作服等；配制消毒液时，为防止溅到眼睛，建议佩戴防护镜。

（8）任何情况下都不能向人体喷洒消毒剂，不能在有人的情况下使用化学消毒剂进行空气消毒。采用紫外线灯消毒时，要在确保全部人员离开后使用，严禁紫外线灯照射人体体表。

第五章　校园疫情处置

一、散发病例

当学校及托幼机构的学生、幼儿出现发热症状、流感样症状或被诊断为流感病例时，应针对病例及时采取干预措施，防止流感等呼吸道传染病在校园进一步传播。

1. 病例发现

（1）班主任或其他指定人员在晨午（晚）检中如发现有发热、咳嗽、头痛、咽痛、腮腺肿大、腹痛、腹泻、呕吐、皮疹、头晕、乏力、结膜充血等症状的学生、幼儿，应将学生、幼儿送至卫生室或保健室做进一步排查，通知家长及时带学生、幼儿就医和（或）居家休息，追踪了解学生、幼儿病情和诊治情况，并及时按要求做好记录。

（2）班主任或其他指定人员在因病缺课 / 缺勤登记追踪中发现缺课 / 缺勤学生、幼儿出现上述症状或已诊断为流感等法定传染病时，应嘱咐学生、幼儿居家休息，根据病情进展及时就医。

2. 校园病例管理

（1）加强对病例的管理：发热病例、流感样病例和流感病例在发病期间避免带病上课，根据病情采取就医和（或）居家休息；休息期间避免参加集体活动和进入公共场所。

（2）严格执行各地复课标准：病例体温恢复正常、其他流感样症状消失 48 小时，满足当地复课标准后，患者可正常上课。

（3）加强病例活动所涉及的教室、宿舍和食堂等场所的通风换气、清洁消毒；引导所在班级和其他接触人员注意个人卫生，做好个人防护。

（4）加强学校、托幼机构尤其是病例所在班级的晨午（晚）检和因病缺课/缺勤登记追踪。当发热或流感样病例增多且达到聚集性疫情或暴发疫情报告标准时，应立即向属地疾病预防控制机构和教育主管部门报告。

3. 居家病例管理

（1）家长密切关注患儿健康状况。当患儿出现持续高热、呼吸频率增快或呼吸困难、精神和神志改变（如反应迟钝、嗜睡、躁动、惊厥等）、严重呕吐或腹泻、尿量明显减少、四肢末梢冰冷、皮肤颜色差或原有基础疾病明显加重等异常变化时，应及时就医，避免出现因流感造成的重症或死亡。

（2）病例尽量单间居住，在天气允许的情况下增加室内通风换气，做好门把手、桌面、按钮等高频接触物品或物体表面的清洁消毒。

（3）病例注意个人卫生，践行“呼吸礼仪”，咳嗽、打喷嚏时遮掩口鼻；在家庭公共区域活动或离家外出（如到医院就诊）时需佩戴口罩。病例在咳嗽、打喷嚏时如果用手接触了口鼻，或者在如厕后等情况下，应及时正确洗手或使用速干手消毒剂进行手部消毒。

（4）家庭成员应尽量减少与病例的接触；尽可能由相对固定的一名家庭成员照顾或接触病例，照看人员不宜选择老年人或慢性基础病患者等流感重症高危人群。近距离接触病例时，应佩戴口罩。

（5）家庭成员（尤其是5岁以下儿童、老年人或慢性基础病患者等流感重症高危人群）应密切观察自身健康状况。一旦家庭成员出现发热、流感样症状以及其他呼吸道症状，应根据病情变化及时就医。

二、聚集性疫情

（一）疫情报告标准及流程

《中小学校传染病预防控制工作管理规范》（GB 28932—2012）要求，发现法定传染病疫情或突发公共卫生事件，在达到报告标准时，学校疫情报告人应在传染病防治法规定的时限内向属地疾病预防控制机构和教育主管部门报告。同时，《流感样病例暴发疫情处置指南（2018 年版）》在全国范围内对流感病毒等病原体导致的流感样病例暴发疫情的报告标准、流程及处置做了详细要求。如各地有其他相关的聚集性疫情报告标准和防控要求，需同时参照全国和当地技术方案执行。

1. 相关定义

（1）流感样病例：腋下体温≥ 38℃，伴咳嗽或咽痛之一者。出现症状的时间应在本次急性发热病程内，体温认定包括患者自测体温和医疗机构检测体温。

（2）流感样病例暴发：指同一地区或单位内在较短时间出现异常增多的流感样病例。

2. 疫情报告标准及流程

（1）暴发疫情：1 周内，在同一学校、托幼机构或其他集体单位出现 10 例及以上流感样病例。学校及托幼机构发现流感样病例暴发疫情后，应及时以电话或传真等方式向属地疾病预防控制机构和教育主管部门报告。

（2）突发公共卫生事件：1 周内，在同一学校、托幼机构或其他集体单位出现 30 例及以上流感样病例，或发生 5 例及以上因流感样疾病住院的病例（不包括门诊留观病例），或发生2例及以上流感样病例死亡。学校及托幼机构发现疫情符合突发公共卫生事件标准后，应立即以电话或传真等方式向属地疾病预防控制机构和教育主管部门报告。

（3）聚集性疫情：全国部分地区在《流感样病例暴发疫情处置指南（2018年版）》规定的流感样病例暴发疫情和突发公共卫生事件标准外，还制定了本地聚集性疫情的报告标准和防控要求。聚集性疫情是指在一定时限内，同一宿舍、同一班级或同一校区内，具有流行病学关联的相似症状患者达到一定例数。流行病学关联指共同学习、共同生活或有其他密切接触史。例如，北京市规定在3天内同一班级出现≥5例发热（腋下体温≥37.3℃）病例称为集中发热疫情。学校及托幼机构发现聚集性疫情后，应按照当地技术方案要求进行报告与处置。

（二）流行病学调查

出现暴发疫情、突发公共卫生事件或聚集性疫情后，学校及托幼机构需协助属地疾病预防控制机构、社区卫生服务中心开展现场流行病学调查，主要内容包括核实疫情基本情况、搜索病例、个案调查及分析、采集样本等。

1. 核实疫情基本情况

学校及托幼机构需协助核实疫情发生学校及托幼机构名称、地址、报告人、联系方式、疫情波及人数，学校及托幼机构班级分布情况、卫生条件以及教学方式（如全日制、夜校或寄宿制等），近2周晨午（晚）检记录和因病缺课/缺勤情况，事件发生前1周及事件发生后集体活动情况，通风换气、清洁消毒状况，宿舍卫生等环境状况，学校、托幼机构和发病班级的流感疫苗接种率等。

2. 搜索病例

学校及托幼机构需协助属地疾病预防控制机构、社区卫生服务中心相关专业人员通过查阅晨午（晚）检记录、因病缺课/缺勤记录、医务室或医疗机构就诊记录，逐个班级、逐个年级主动搜索发热病例、流感样病例以及被诊断的流感病例。

3. 个案调查及分析

学校及托幼机构应协助流行病学调查人员参照《聚集性疫情/流感样病例暴发疫情流行病学调查病例信息一览表》（详见附件五）对病例进行个案调查，并对其中重症和死亡病例进行重点调查。调查内容包括主要症状和体征、医生诊断或印象、实验室检查结果、流感疫苗接种史及病例转归等情况。根据所填写的一览表，统计病例的发病时间分布、年龄分布、班级和宿舍分布。

4. 采集样本

学校及托幼机构协助流行病学调查人员采集病例的咽拭子标本，必要时可同时采集急性期和恢复期双份血清标本。每起疫情一般应至少采集 10 份咽拭子标本，如果病例数＜10 例，应全部采集。对不能明确病原体的疫情，可酌情增加采样批次和数量。

（三）控制措施

1. 病例管理

对于出现发热症状、流感样症状或被诊断为流感病例的学生、幼儿，按照散发病例的校园病例管理和居家管理要求进行管理。

2. 加强监测

发生疫情的学校及托幼机构应强化每日晨午（晚）检、因病缺课/缺勤登记追踪，发现发热病例或流感样病例短期内异常增多时，应立即向属地疾病预防控制机构和教育主管部门报告。

3. 环境和个人卫生

发生疫情的学校及托幼机构应注意保持教室、宿舍、食堂等场所的空气流通，在条件允许的情况下增加开窗通风的频次和时间；定期打扫卫生，保持环境清洁。引导师生注意个人卫生，勤晾晒被褥，勤换衣，勤洗手，科学佩戴口罩，遵守呼吸礼仪，不共用毛巾、手帕等。

4. 清洁消毒

在疫情发生期间，学校及托幼机构应采取预防性消毒和终末消毒相结合的消毒措施。

5. 健康教育

在疫情发生期间，学校及托幼机构应加强健康教育，可采用宣传画、板报、折页、告知信、新媒体（如微信）等形式宣传卫生防病知识。

6. 保持社交距离

发生疫情的学校及托幼机构应减少或停止集体活动，限制外来人员进入，避免其他师生与病例接触。必要情况下，取消不同班级学生、幼儿混合上课；重新布置课桌，使学生、幼儿课桌间距达 1 米；可以考虑错峰上学和放学。

7. 停课和复课

（1）停课原则：在疫情发生期间，必要情况下可根据流行病学调查人员和相关专家建议，由属地教育行政部门或人民政府采取停课、放假等措施。停课范围应根据疫情波及范围和发展趋势，由小到大（例如由班级到年级、由年级到校区）逐步扩大。

在停课期间，在条件允许的情况下可采用线上方式开展教学。

（2）班级停课标准：该班级当天新发现流感样病例达 5 例及以上，该班级现症（正在发病）流感样病例占比达 30% 及以上，或 1 周内发生 2 例及以上实验室确诊流感住院或死亡病例（不包括门诊留观病例）。达到以上标准之一者，若经评估疫情存在进一步扩散可能，该班可实施停课。停课期限一般为 4 天。

（3）年级 / 学校及托幼机构停课标准：疫情持续发展且影响学校及托幼机构正常教学活动时，教育部门应组织对疫情风险进行评估，可逐级实施停课措施。停课期限一般为 4 天。停课期满后，应进行评估来确定是否复课。

（4）复课标准：停课期满后可复课。对于仍有发热症状或流感样症状的学生、幼儿，《流感样病例暴发疫情处置指南（2018 年版）》中要求：患者需体温恢复正常、其他流感样症状消失 48 小时后或根据医生建议，方可恢复上课。但同时也应严格执行各地复课标准，满足当地复课标准后可正常上课。

（四）疫情进展追踪和结案

1. 疫情进展追踪

发生疫情的学校及托幼机构每日统计本单位涉疫班级和宿舍的新发病例数、每日痊愈人数、累计病例数及现患人数，同时指派人员负责追踪记录住院或重症病例的转归情况，并报告属地疾病预防控制机构、社区卫生服务中心。必要时，属地疾病预防控制机构、社区卫生服务中心对新发病例进行调查核实。

2. 疫情结案

连续 1 周无新发病例时，可判定此次疫情结案。

参考文献

［1］国家免疫规划技术工作组流感疫苗工作组．中国流感疫苗预防接种技术指南（2023—2024）［J］．中华流行病学杂志，2023，44（10）：1507-1530.

［2］国家呼吸系统疾病临床医学研究中心，中华医学会儿科学分会呼吸学组．儿童流感诊断与治疗专家共识（2020 年版）［J］．中华实用儿科临床杂志，2020，35（17）：1281-1288.

［3］Nayak J，Hoy G，Gordon A. Influenza in children［J］. Cold Spring Harbor Perspectives in Medicine，2021，11（1）：a038430.

［4］Hoy G，Kuan G，López R，et al. The spectrum of influenza in children［J］. Clinical Infectious Diseases. 2023，76（3）：e1012-e1020.

［5］香港卫生防护中心．学校、幼稚园、幼儿中心预防传染病指引（2014 年 6 月版）［EB/OL］.（2019-02-21）［2023-05-06］. https://www.docin.com/p-342888592.html.

［6］中华人民共和国卫生部．中小学校传染病预防控制工作管理规范：GB 28932—2012［S］. 北京：中国标准出版社，2013：1-4.

［7］中华人民共和国国家卫生健康委员会．学校传染病症状监测预警技术指南：WS/T 772—2020［S/OL］.［2024-06-12］. https://hbba.sacinfo.org.cn/attachment/onlineRead/16628dc34ff7178998e96e7b6227e2a17b92046c648296c5386e54cb425d12ef.

［8］北京市卫生和计划生育委员会．中小学校晨午检规范：DB11/T 1326—2016［S/OL］.［2024-06-12］. https://wjw.beijing.gov.cn/zwgk_20040/zcwj2022/dfbz/202304/P020230408551612428615.pdf.

［9］Centers for Disease Control and Prevention. Types of Masks and Respirators［EB/OL］.（2023-05-11）［2024-08-01］. https://archive.cdc.gov/www_cdc_gov/coronavirus/2019-ncov/prevent-getting-sick/types-of-masks.html.

［10］国家食品药品监督管理局北京医疗器械质量监督检验中心．一次性使

用医用口罩：YY/T 0969—2013［S］. 北京：中国标准出版社，2014：1-5.

［11］国家食品药品监督管理局北京医疗器械质量监督检验中心. 医用外科口罩：YY 0469—2011［S］. 北京：中国标准出版社，2013：1-6.

［12］Jefferson T，Dooley L，Ferroni E，et al. Physical interventions to interrupt or reduce the spread of respiratory viruses［J］. The Cochrane Database of Systematic Reviews，2023，1（1）：CD006207.

［13］World Health Organization. How children can wear fabric masks［EB/OL］.（2020-10-27）［2024-06-12］. https://www.who.int/images/default-source/health-topics/coronavirus/infographic---children-and-masks---eng354b7101dbd74f8c97ab14525a232095.png?sfvrsn=6febe3b4_1.

［14］Azor-Martinez E，Garcia-Mochon L，Lopez-Lacort M，et al. Child Care Center Hand Hygiene Programs' cost-effectiveness in preventing respiratory infections［J］. pediatrics，2021，148（6）：e2021052496.

［15］Watson J，Cumming O，MacDougall A，et al. Effectiveness of behaviour change techniques used in hand hygiene interventions targeting older children：a systematic review［J］. Social Science & Medicine，2021，281：114090.

［16］Centers for Disease Control and Prevention. About handwashing［EB/OL］.（2024-02-16）［2024-06-13］. https://www.cdc.gov/clean-hands/about/index.html.

［17］Centers for Disease Control and Prevention. Hand hygiene frequently asked questions［EB/OL］.（2024-03-14）［2024-06-13］. https://www.cdc.gov/clean-hands/faq/index.html.

［18］中华人民共和国国家卫生健康委员会. 医务人员手卫生规范：WS/T 313—2019［S/OL］.［2024-06-12］. https://hbba.sacinfo.org.cn/attachment/onlineRead/398c70f93c177f34ccc9106a49af0c287789535c2f1b3ed97e6606b792c0ecb6.

［19］国家呼吸系统疾病临床医学研究中心，中华医学会儿科学分会呼吸学组，中国医师协会呼吸医师分会儿科呼吸工作委员会，等. 儿童流感防治 30 问［J］. 中华实用儿科临床杂志，2020，35（17）：1292-1298.

［20］国家卫生健康委办公厅，国家中医药管理局办公室．流行性感冒诊疗方案（2020 年版）［EB/OL］.（2020-10-27）［2024-06-12］. https://www.gov.cn/zhengce/zhengceku/2020-11/05/5557639/files/74899af960ff4f228e280d08b60d2af1.pdf.
［21］李晟，郑磊．基于真实世界数据的磷酸奥司他韦临床使用情况及安全性分析［J］. 中国药物警戒，2021，18（3）：250-255.
［22］中华预防医学会流感疫苗保护效果真实世界研究共识专家组．流行性感冒疫苗保护效果真实世界研究专家共识［J］. 中国病毒病杂志，2022，12（6）：401-421.
［23］中华预防医学会．预防接种知情告知专家共识（下）［J］. 中国疫苗和免疫，2021，27（3）：328-360.
［24］随海田，杨中楠，苏锦锋，等．中国部分非国家免疫规划疫苗国内外接种现状及免疫策略［J］. 公共卫生与预防医学，2022，33（5）：7-12.
［25］Uscher-Pines L，Schwartz H L，Ahmed F，et al. School practices to promote social distancing in K-12 schools：review of influenza pandemic policies and practices［J］. BMC Public Health，2018，18（1）：406.
［26］Ridenhour B J，Braun A，Teyrasse T，et al. Controlling the spread of disease in schools［J］. PLoS One，2011，6（12）：e29640.
［27］Bourouiba L. Turbulent gas clouds and respiratory pathogen emissions：potential implications for reducing transmission of COVID-19［J］. JAMA，2020，323（18）：1837-1838.
［28］中华人民共和国国家卫生和计划生育委员会．中小学校教室换气卫生要求：GB/T 17226—2017［S］. 北京：中国标准出版社，2017：1-2.
［29］北京市卫生健康委员会．呼吸道传染病疫情防控消毒技术规范 第 3 部分：中小学校：DB 11/T 1749.3—2020［S/OL］. https://www.bjcdc.org/images/jsbz/2023/08/24/1692839273934011755.pdf.
［30］国家疾病预防控制局．公共场所集中空调通风系统清洗消毒规范：WS/T 10005—2023［S/OL］. https://hbba.sacinfo.org.cn/attachment/onlineRead/8e689eb06b9b0a553fa478a1e20c040253cfac61bac59a50fa123c9823202773.
［31］北京市疾病预防控制中心，北京市预防医学研究中心．学校托幼机构流感防控指南［J］. 国际病毒学杂志，2020，27（4）：265-270.

[32] 国家卫生健康委疾控局 . 流感样病例暴发疫情处置指南（2018 年版）[EB/OL].（2018-11-14）[2024-06-12]. http://www.ylscdc.com/upload/file/2019/12/04/a7ec43f29fef43d1a8b06458646a7850.pdf.

[33] 国家卫生健康委医政医管局 . 医务人员流感培训手册（2019 年版）[EB/OL].（2019-11-13）[2024-06-12]. http://www.nhc.gov.cn/yzygj/s7653p/201911/a577415af4e5449cb30ecc6511e369c7/files/2863910c9db748c18408fd68e55911ea.pdf.

附　　件

附件一　流感基本知识

一、病原学特点

流感病毒属于正黏病毒科，是单股、负链、分节段的 RNA 病毒。根据流感病毒核蛋白和基质蛋白的不同，分为甲（A）、乙（B）、丙（C）、丁（D）四型，其中甲、乙、丙型可感染人类。

甲型流感病毒根据病毒表面的血凝素（hemagglutinin，HA）和神经氨酸酶（neuraminidase，NA）的蛋白质结构和基因特性，可分为多种亚型。HA 有 18 个（H ～ 18）亚型，NA 有 11 个（N1 ～ 11）亚型。乙型流感病毒分为 B（Victoria）系和 B（Yamagata）系。目前，全球引起流感季节性流行的是甲型流感病毒中的 A（H1N1）pdm09 亚型、A（H3N2）亚型及乙型流感病毒中的 B（Victoria）系。2020 年 3 月至今，全球几乎未再监测到自然流行的 B（Yamagata）系流感病毒株。

流感病毒对乙醇、聚维酮碘（碘伏）、碘酊等常用消毒剂敏感，对紫外线和热敏感，56℃条件下 30 分钟可灭活，100℃条件下 1 分钟即可灭活；0 ～ 4℃可存活数周，－70℃条件下可存活数年。

二、流行病学特征

（一）传染源、传播途径和易感人群

1. 传染源

流感患者和无症状感染者是主要传染源。感染者在临床症状出现前 1 ～ 2 天即可排出病毒，排毒量在发病后 12 ～ 24 小时内显著增加，于发病后 1 ～ 2 天内达到高峰。排毒一般持续 3 ～ 8 天（平均 5 天），低龄儿童排毒时间更长。

2. 传播途径

流感病毒主要通过感染者打喷嚏和咳嗽等产生的飞沫传播，也可经口腔、鼻腔、眼睛等部位黏膜直接接触或被病毒污染的物品等间接接触传播。在特定场所，如人群密集且密闭或通风不良的房间内，也可通过气溶胶的形式传播。

3. 易感人群

人群普遍易感，儿童相对于成年人更易罹患流感。

（二）儿童流感疾病负担

儿童是流感防控的重点人群，其流感罹患率高于成年人。每年儿童流感罹患率约为 20% ～ 30%；在某些高流行季节，儿童罹患率可高达 50%。并且 5 岁以下儿童感染流感病毒后出现重症和住院的风险较高。

学校及托幼机构人群密集且交叉接触，是流感防控的重点场所。我国每年报告的流感暴发疫情中，90% 以上发生在学校及托幼机构，且校园流感疫情暴发往往早于并加剧社区传播。

（三）我国的流行特征和季节性

流感在温带地区每年冬春季季节性流行和高发。在热带地区

尤其是亚洲，流感的季节性呈高度多样化，既有半年或全年周期性流行，也有全年循环。

我国幅员辽阔、气候多样，流感在各地的流行特征不尽相同。一项针对我国不同区域的流感季节性研究显示了我国流感的年度周期性特点（附表 1-1）。

由于新冠肺炎大流行的影响，2020 年 3 月至 2021 年 10 月我国流感均呈低水平流行。随着新冠肺炎防控措施的逐渐放开，我国流感流行季强度呈现略高于新冠肺炎疫情前的自然流行年份特征，且较既往冬春流感季滞后约 2 个月，存在先北后南的地区差异。

附表 1-1　我国各地流感高发季节的差异

流感病毒	地区	高发季节
甲型流感病毒	北纬 33° 以北，包括黑龙江、吉林、辽宁、新疆、内蒙古、宁夏、青海、甘肃、陕西、山西、北京、天津、河北、山东、河南等北方省份	冬季流行模式，1—2 月为单一年度高峰
	北纬 27° 以南，包括广东、广西、海南等南方省份	每年 4—6 月为单一年度高峰
	两者之间的中纬度地区，包括江苏、安徽、上海、湖北、四川、浙江、重庆、江西、湖南、贵州、福建、云南等	双高峰，每年 1—2 月和 6—8 月
乙型流感病毒	我国大部分地区	单一冬季高发

三、临床表现和并发症

儿童流感的临床表现和并发症与成人相似，主要以发热、头痛、肌痛和全身不适起病，体温可达 39 ～ 40℃，可有畏寒、寒战，多伴全身肌肉关节酸痛、乏力、食欲减退等全身症状，常有咽痛、干咳，可有鼻塞、流涕、胸骨后不适。儿童的发热程度通常高于成人，患乙型流感时恶心、呕吐、腹泻等消化道症状也较成人多见。部分患者症状轻微或无症状，轻症流感常与普通感冒表现相似。

无并发症者病程呈自限性，大多在发病 3 ～ 5 天后发热逐渐消退，全身症状好转，但咳嗽、体力恢复常需较长时间。部分患者感染后可能出现严重并发症。儿童感染流感病毒后发生的急性喉炎、急性中耳炎、气管炎、支气管炎、肺炎较成人常见，主要死亡原因是呼吸系统并发症和流感相关性脑病或脑炎。

四、实验室检查和影像学检查

（一）血常规检查

外周血白细胞总数一般不高或降低，重症病例淋巴细胞计数明显降低。合并细菌感染时，白细胞和中性粒细胞增多。

（二）病原学检查

由于流感样症状缺乏特异性，易与普通感冒和其他上呼吸道感染相混淆。流感确诊有赖于实验室诊断，检测方法包括病毒核酸检测、病毒分离培养、抗原检测和血清学检测等，其中核酸和抗原检测主要用于早期诊断。

1. 标本类型

核酸和抗原检测的主要标本类型为呼吸道标本，包括咽拭子、鼻咽拭子、气管抽取物、痰、肺泡灌洗液等。

2. 核酸检测

检测患者呼吸道标本中的流感病毒核酸，特异度和灵敏度较高，且能快速区分病毒型别和亚型 / 系。

3. 抗原检测

与核酸检测相比，抗原检测操作简便、耗时更短，但灵敏度低于核酸检测。抗原检测结果阳性可支持诊断，阴性不能作为排除流感病毒感染的依据。

（三）其他实验室检查

病情较重时可进行血生化检查、动脉血氧分析和脑脊液检查。

（四）影像学检查

并发肺炎者影像学检查可见肺内斑片状磨玻璃影、多叶段渗出性病灶；进展迅速者可发展为双肺弥漫的渗出性病变或实变，个别病例可见胸腔积液。急性坏死性脑病患者 CT 或 MRI 检查可见对称性、多灶性脑损伤。

五、重症、危重病例及重症高危人群

（一）重症病例

患儿出现以下情况之一者为重症流感病例：①呼吸困难或呼吸频率加快：5 岁以上儿童 > 30 次 / 分，1 ～ 5 岁 > 40 次 / 分，2 ～ 12 月龄 > 50 次 / 分，0 ～ 2 月龄 > 60 次 / 分。②神志改变：反应迟钝、嗜睡、躁动、惊厥等。③严重呕吐、腹泻，出现脱水表现。④少尿：儿童尿量＜ 0.8 ml/（kg · h）；或每日尿量婴幼儿＜ 200 ml/m^2，学龄前儿童＜ 300 ml/m^2，学龄儿童＜ 400 ml/m^2，14 岁以上儿童＜ 17 ml/h。或出现急性肾衰竭。⑤合并肺炎。⑥原有基础疾病明显加重。⑦需住院治疗的其他临床情况。

（二）危重病例

患儿出现以下情况之一者为危重流感病例：①呼吸衰竭；②急性坏死性脑病；③脓毒性休克；④多器官功能不全；⑤其他需进行监护治疗的严重临床情况。

（三）重症高危人群

儿童出现以下情况之一者较易发展为重症病例，为重症高危人群，应尽早给予抗病毒药物治疗，进行必要检查。①年龄＜5岁的儿童。②伴有以下疾病或状况者：慢性呼吸系统疾病、心血管系统疾病（高血压除外）、肾病、肝病、血液系统疾病、神经系统及神经肌肉疾病、代谢及内分泌系统疾病、恶性肿瘤、免疫功能抑制等。

六、诊断及鉴别诊断

（一）诊断

结合流行病学史、临床表现和病原学检查进行诊断。在流感流行季，即使临床表现不典型，特别是有重症流感高危因素者或住院患者，仍需考虑流感可能，应进行流感病毒检测。在流感散发季，对疑似病毒性肺炎的住院患者，除检测常见其他呼吸道病原体外，还需进行流感病毒检测。

1. 临床诊断病例

有流行病学史（发病前7天内在无有效个人防护的情况下与疑似或确诊流感患者有密切接触，或在一个家庭或单位出现多例流感样病例）和流感样症状，且未确诊其他疾病。

2. 确诊病例

有流感样症状，且以下病原学检测中有一种及以上结果为阳性：①流感病毒核酸检测阳性；②流感病毒抗原检测阳性；③流感病毒培养分离阳性；④急性期和恢复期双份血清的流感病毒特异性 IgG 抗体水平呈 4 倍或以上升高。

（二）鉴别诊断

流感需要与普通感冒、其他上呼吸道感染（包括急性咽炎、扁桃体炎、鼻炎和鼻窦炎）、其他下呼吸道感染（急性气管支气管炎、其他病原体导致的肺炎）和新冠病毒感染相鉴别。鉴别诊断主要依靠核酸检测、抗原检测等病原学检测结果。

七、治疗

（一）基本原则

- 非住院患者居家隔离，保持房间通风换气，按照佩戴口罩情形科学佩戴口罩。充分休息，足量饮水，饮食应易于消化和富有营养。密切观察病情变化。
- 重症流感病例或有重症流感高危因素的患儿，应及时就诊，尽早开始抗病毒治疗。
- 在医生指导下使用抗菌药物，避免盲目或不恰当使用抗菌药物。
- 高热者可进行物理降温，应用退热药物。合理选用退热药物，儿童忌用阿司匹林及其他水杨酸制剂药物。

（二）抗病毒治疗

- 目前我国获批上市的抗流感病毒药物共有四大类：①神经氨酸酶抑制剂：奥司他韦、帕拉米韦和扎那米韦。②血凝素抑制剂：阿比多尔。③ M2 离子通道抑制剂：金刚烷胺和金刚乙胺。④ RNA 聚合酶抑制剂：玛巴洛沙韦。其中，阿比多尔在儿童中使用的证据不充分，临床使用较少；金刚烷胺和金刚乙胺因目前流行的流感病毒株对其耐药，已不建议使用。

- 奥司他韦、帕拉米韦、扎那米韦等神经氨酸酶抑制剂和玛巴洛沙韦等 RNA 聚合酶抑制剂是甲型和乙型流感的有效治疗药物。
- 重症或有重症流感高危因素的流感样病例，应当尽早给予经验性抗流感病毒治疗，可以减轻症状，缩短病程，减少并发症，降低病死率。非重症且无重症流感高危因素的患者，应当充分评价风险和收益，考虑是否给予抗病毒药物治疗。抗病毒药物应在医生的指导下使用。

附件二　晨午（晚）检记录表

20__至 20__学年（上 / 下）学期　学校：____________　年级 / 班级：______　责任人：__________　电话：__________

日期	晨/午/晚/全日	姓名	性别	年龄	主要症状（未列出的症状请在“其他症状”栏注明）[1]													缺课天数[2]	缺课原因[3]			发病日期	就诊情况（未就诊则不填写）		诊断结果（未就诊则不填写）[4]						家庭共同生活人员相似症状[5]	零报告[6]
					发热(℃)	咳嗽	头痛	咽痛	腮腺肿大	腹痛	腹泻	呕吐	皮疹	头晕	乏力	结膜充血	其他症状		疾病	伤害	其他		就诊日期	就诊医院	普通感冒	流感	水痘	流行性腮腺炎	手足口病	其他诊断		

1 症状的定义如下。

发热：腋下体温≥ 37.3℃者直接填写具体体温值，低于 37.3℃者无需注明。

咳嗽：一种呼吸道常见症状，由于气管、支气管黏膜或胸膜受炎症、异物、物理或化学性刺激引起。

头痛：眉弓、耳郭（廓）上部、枕外隆凸连线以上部位的疼痛。

咽痛：咽部疾病引起，也可以是咽部邻近器官或全身疾病在咽部的表现。其表现有刺痛、钝痛、烧灼痛、隐痛、胀痛、跳痛等，可呈阵发性或持续性发作。

腮腺肿大：单侧或双侧耳垂下方肿大，表面发热伴有触痛，张口或咀嚼时局部感到疼痛。

腹痛：剑突以下与耻骨联合之间的疼痛，疼痛性质包括绞痛、胀痛、隐痛、钝痛等。

腹泻：每日大便次数≥ 3 次，伴有粪便性状改变。

呕吐：将胃内容物从口腔强力驱除的反射动作，常与恶心相伴出现。

皮疹：皮肤颜色异常改变、表面隆起或发生水疱等，可伴瘙痒或疼痛。

头晕：头脑昏沉、头脑发胀、头重脚轻、脑内摇晃、眼花等感觉的统称。

乏力：自觉疲劳、肢体软弱无力，在休息或进食后不可缓解。

结膜充血：眼睛红、肿、热、痛等结膜充血症状。

其他症状：未在表中列明的其他症状请直接用文字注明，确保字迹清晰可辨。

2 缺课天数：当日未缺勤或缺勤不足 1 课时记为 0 天，缺勤 1 ～ 3 课时记为 0.5 天，缺勤 4 课时及以上记为 1 天。

3 缺课原因：由各种身体或心理疾病所导致的缺课归为“疾病”，包括传染性疾病、慢性非传染性疾病、心理精神疾病等；因外部因素突然作用于身体导致损伤而缺课归为“伤害”，包括各种外伤；除“疾病”和“伤害”之外的原因导致的缺课归为“其他”。

4 诊断结果：是指医院给出的明确诊断。如果诊断是未在表中列明的疾病，则在“其他诊断”栏中用文字注明，确保字迹清晰可辨。

5 家庭共同生活人员相似症状可参照主要症状一栏填写。

6 若当日无患病学生，在“零报告”栏内画“√”。

说明：此表以班级为单位装订成册，长期使用。

附件三　晨午（晚）检记录汇总表

20__至20__学年（上/下）学期 学校：__________　学校传染病疫情报告人：__________　电话：__________

日期	年级	班级	疾病症状发生人数（人）													缺课人天数			当日发病人数（人）						零报告	是否预警
			发热(℃)	咳嗽	头痛	咽痛	腮腺肿大	腹痛	腹泻	呕吐	皮疹	头晕	乏力	结膜充血	其他症状（注明）	因疾病	因伤害	其他原因	普通感冒	流感	水痘	流行性腮腺炎	手足口病	其他诊断（注明）		

注：按日期和班级汇总，页面不足可加页。以学期/学年为单位装订成册，用于学校每日汇总全校晨午（晚）检信息时填写。若当日无患病学生，应在“零报告”栏内画“√”。

附件四 各类消毒对象的消毒方法

消毒对象	消毒剂	消毒方式	作用时间	要求
教室、宿舍、图书馆、实验室、体育活动场所、办公室、餐厅、洗手间、电梯间、校车等室内空气	—	开窗通风	每次不少于 30 分钟	1. 每日通风不少于 3 次 2. 课间尽量开窗通风，也可采用机械通风 3. 在外界温度适宜、空气质量较好、保障安全性的条件下，应采取持续开窗通风的方式
	—	紫外线灯照射	不少于 30 分钟	1. 不具备通风情况下使用。人员全部离开后使用，禁止紫外线灯照射人体体表 2. 应使用移动式紫外线灯。辐射度值 ≥ 70 $\mu W/cm^2$，按照每立方米 1.5 W 计算紫外线灯需要量
	—	循环风式空气消毒机消毒	按照使用说明书执行	循环风式空气消毒机消毒不能替代开窗通风。在条件允许的情况下，应首选开窗通风

续表

消毒对象	消毒剂	消毒方式	作用时间	要求
餐桌、门把手、课桌椅、讲台、水龙头、水池周边、楼梯扶手、厢式电梯内壁、宿舍床围栏、室内健身器材，以及校车座椅、扶手、方向盘等物体表面	有效氯 250 ～ 500 mg/L 的含氯消毒液	擦拭或喷洒	15 ～ 30 分钟	1. 有明显的污染物时，先清除污染物，然后再消毒 2. 可采用表面擦拭、喷洒消毒方式 3. 消毒剂的浓度及作用时间可根据物体表面清洁程度进行选择 4. 物体表面消毒后可用清水将残留消毒剂去除
计算机键盘、鼠标和电梯间按钮等小面积的物体表面	75% 乙醇溶液	擦拭或喷洒	不少于 3 分钟	1. 连续擦拭或喷洒 2 遍 2. 仅适用于小面积的物体表面消毒，远离火源
地面（含校车地面）	有效氯 500 mg/L 的含氯消毒液	擦拭或喷洒	15 ～ 30 分钟	用于不耐腐蚀的表面或需要时，在达到作用时间后可用清水擦拭地面，去除残留消毒剂
餐具、炊具	—	煮沸或流通蒸汽	不少于 15 分钟	1. 对食具必须先去残渣、清洗，然后再进行消毒 2. 煮沸消毒时，被煮物品应全部浸没在水中；蒸汽消毒时，被蒸物品应疏松放置。水沸后开始计算时间

续表

消毒对象	消毒剂	消毒方式	作用时间	要求
餐具、炊具	—	食具消毒柜消毒	按产品说明书使用	1. 对食具必须先去残渣、清洗，然后再进行消毒 2. 使用符合 GB17988 要求的产品 3. 保洁柜无消毒作用，不得用保洁柜代替消毒柜进行消毒
	有效氯 250mg/L 的含氯消毒液	浸泡	15 ～ 30 分钟	1. 对食具必须先去残渣、清洗，然后再进行消毒 2. 消毒后应用清水将残留消毒剂冲洗干净
饮水桶内部	有效氯 250mg/L 的含氯消毒液	擦拭	15 ～ 30 分钟	消毒后用清水充分冲洗干净方可使用，避免有效氯残留
毛巾类织物（食堂工作人员的工作服，学生、幼儿的被褥外套、衣物）	—	阳光直接照射下曝晒干燥	不少于 6 小时	用洗涤剂清洗干净后曝晒，曝晒时不得相互叠夹
	—	煮沸或流通蒸汽	不少于 30 分钟	煮沸消毒时，被煮物品应全部浸没在水中；蒸汽消毒时，被蒸物品应疏松放置。水沸后开始计算时间

续表

消毒对象	消毒剂	消毒方式	作用时间	要求
毛巾类织物（食堂工作人员的工作服，学生、幼儿的被褥外套、衣物）	有效氯 250 ~ 500 mg/L 的含氯消毒液	浸泡	不少于 30 分钟	浸泡消毒时，将织物全部浸没在消毒液中，消毒后用清水将残留消毒剂冲净
抹布、拖布	—	煮沸或流通蒸汽	不少于 30 分钟	煮沸消毒时，抹布应全部浸没在水中；蒸汽消毒时，抹布应疏松放置。水沸后开始计算时间
	有效氯500 mg/L 的含氯消毒液	浸泡	不少于 30 分钟	浸泡消毒时，将抹布、拖布全部浸没在消毒液中，消毒后用清水将残留消毒剂冲净，控干或晾干存放
少量呕吐物、排泄物	含氯消毒剂	—	—	1. 少量污染物可用一次性吸水材料（如纱布、抹布等）蘸取有效氯 5000 ~ 10 000 mg/L 的含氯消毒液小心移除 2. 清除污染物后，应对污染的环境物体表面进行消毒。可采用有效氯 500 mg/L 的含氯消毒液擦拭或喷洒消毒

续表

消毒对象	消毒剂	消毒方式	作用时间	要求
大量呕吐物、排泄物	含氯消毒剂	—	—	1. 大量污染物应使用含吸水成分的消毒粉或漂白粉完全覆盖，或用一次性吸水材料完全覆盖后将足量的有效氯 5000 ～ 10 000 mg/L 的含氯消毒液浇在吸水材料上，作用 30 分钟后小心清除干净 2. 清除污染物后，应对污染的环境物体表面进行消毒。可采用有效氯 500 mg/L 的含氯消毒液擦拭或喷洒消毒
垃圾盛装容器	有效氯500 mg/L 的含氯消毒液	喷洒或擦拭	不少于 30 分钟	1. 及时收集清运，并做好垃圾盛装容器的清洁 2. 必要时，达到作用时间后可用清水擦拭垃圾盛装容器表面，去除残留消毒剂
空调	金属材质首选季铵盐消毒剂，非金属材质可选用含氯消毒剂	擦拭、喷洒或浸泡	15 ～ 30 分钟	1. 单体空调，对表面及过滤网进行消毒 2. 集中空调通风系统按照 WS/T 396 进行消毒 3. 消毒剂浓度参考说明书中表面消毒浓度

续表

消毒对象	消毒剂	消毒方式	作用时间	要求
手	—	—	1 分钟	1. 在手接触口眼鼻前、进食及处理食物前、如厕后、咳嗽和打喷嚏后、接触到他人高频接触的物品或物体表面后、处理被污染的物体后、接触动物或处理宠物排泄物后，均要进行手卫生 2. 按照 WS/T 699，采用正确洗手方法用流动水和洗手液（肥皂）洗手，也可用速干手消毒剂揉搓双手

附件五 聚集性疫情 / 流感样病例暴发疫情流行病学调查病例信息一览表

调查单位 / 地址：________ 联系人：________ 电话：________

编号	姓名	性别	年龄	班级/宿舍	联系电话	发病日期	就诊日期	诊断结果（未就诊则不填写）	临床症状（未列出的症状请在空白栏注明）												过去一年是否接种流感疫苗	是否接触过病死禽畜	是否接触过类似病例	标本采集与检测			转归
									最高体温（℃）	咳嗽	咽痛	鼻塞	流涕	头痛	乏力	肌肉酸痛								标本种类	采集日期	核酸检测结果	

注：转归包括康复、好转、无变化、加重、死亡。

调查员：________ 调查日期：____年 ____月 ____日